美しい花模様で始めるアートセラピー

アンチストレスぬりえ

CREATIVE COLOURING
ANTI-STRESS

日本語版監修
西尾彰泰（岐阜大学 保健管理センター准教授）
伊藤宗親（岐阜大学 総合情報メディアセンター准教授）

〈英語版タイトル〉
CREATIVE COLOURING FOR GROWN-UPS
by Michael O'Mara Books Limited
Copyright © Michael O'Mara Books Limited 2012

Japanese translation-rights arranged with
Michael O'Mara Books Limited, London
through Tuttle-Mori Agency, Inc., Tokyo

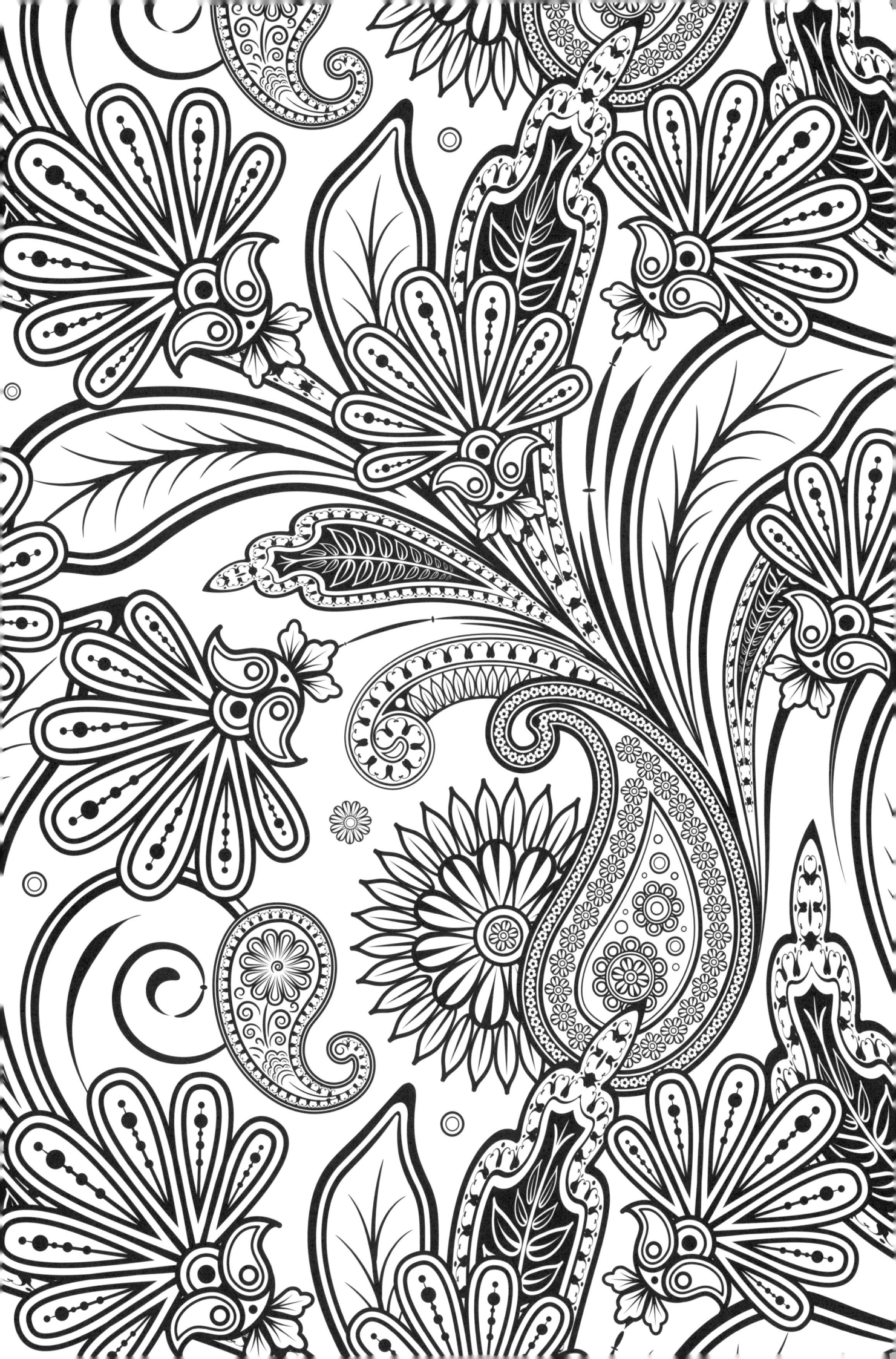

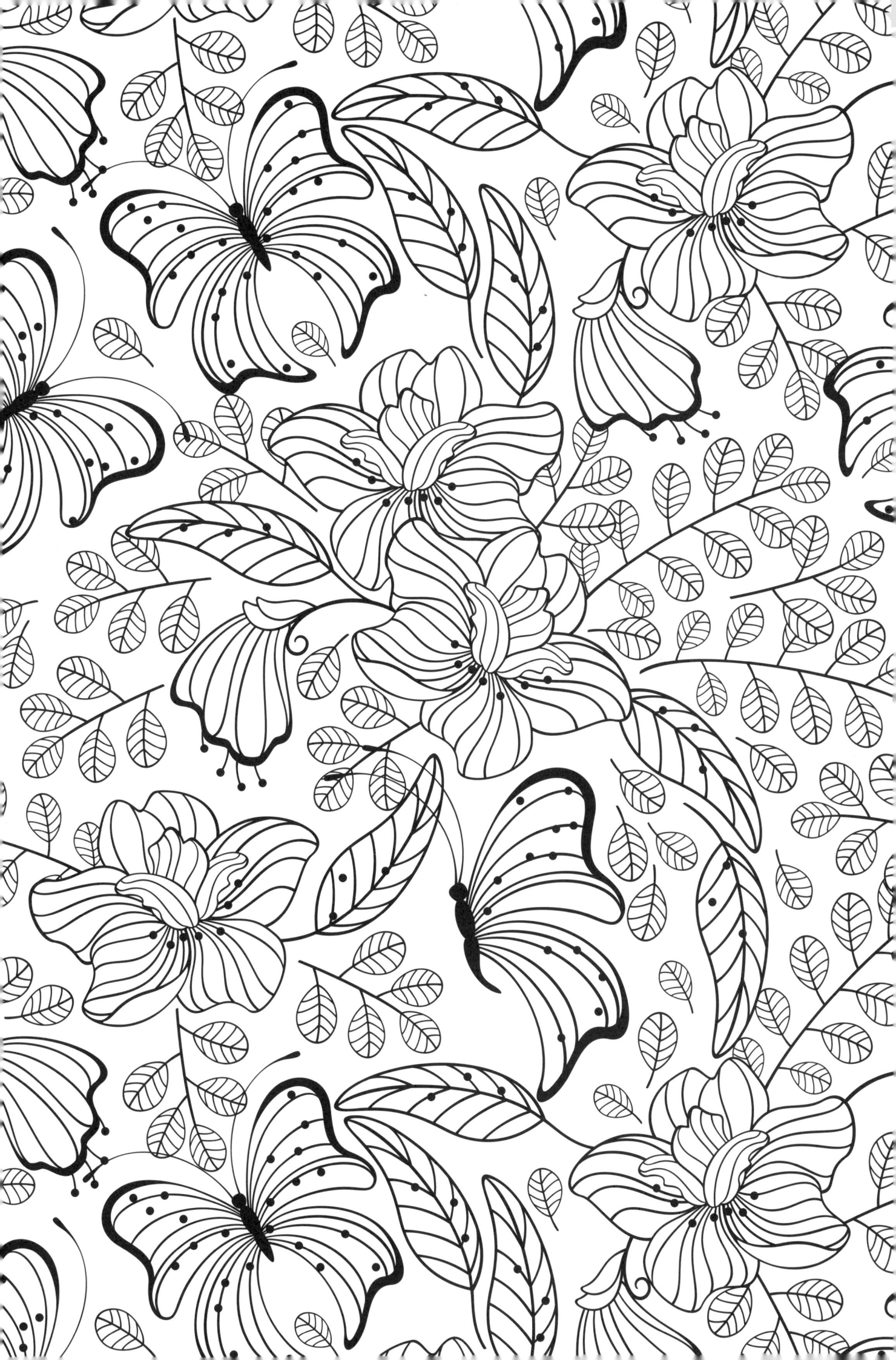

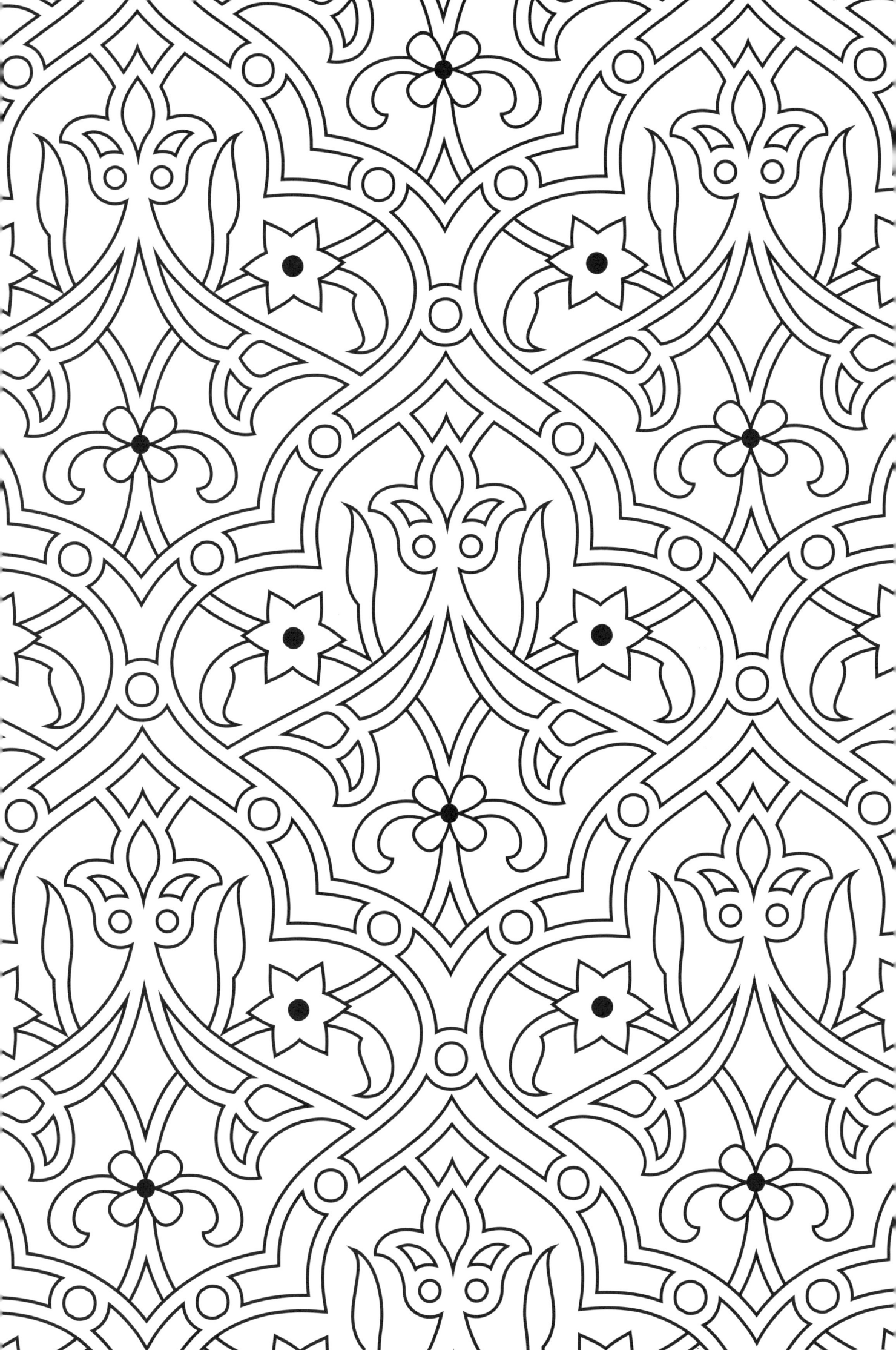

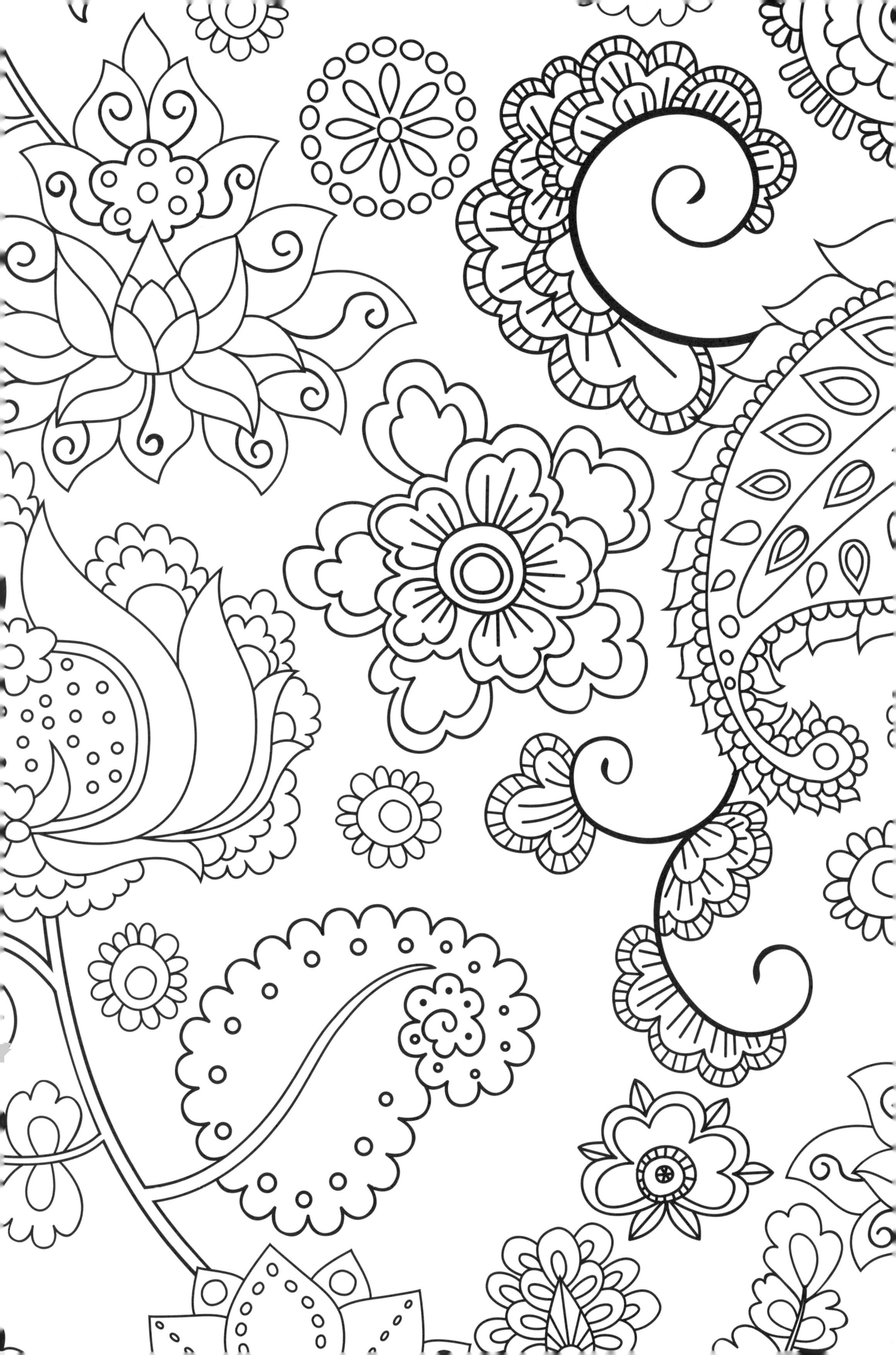

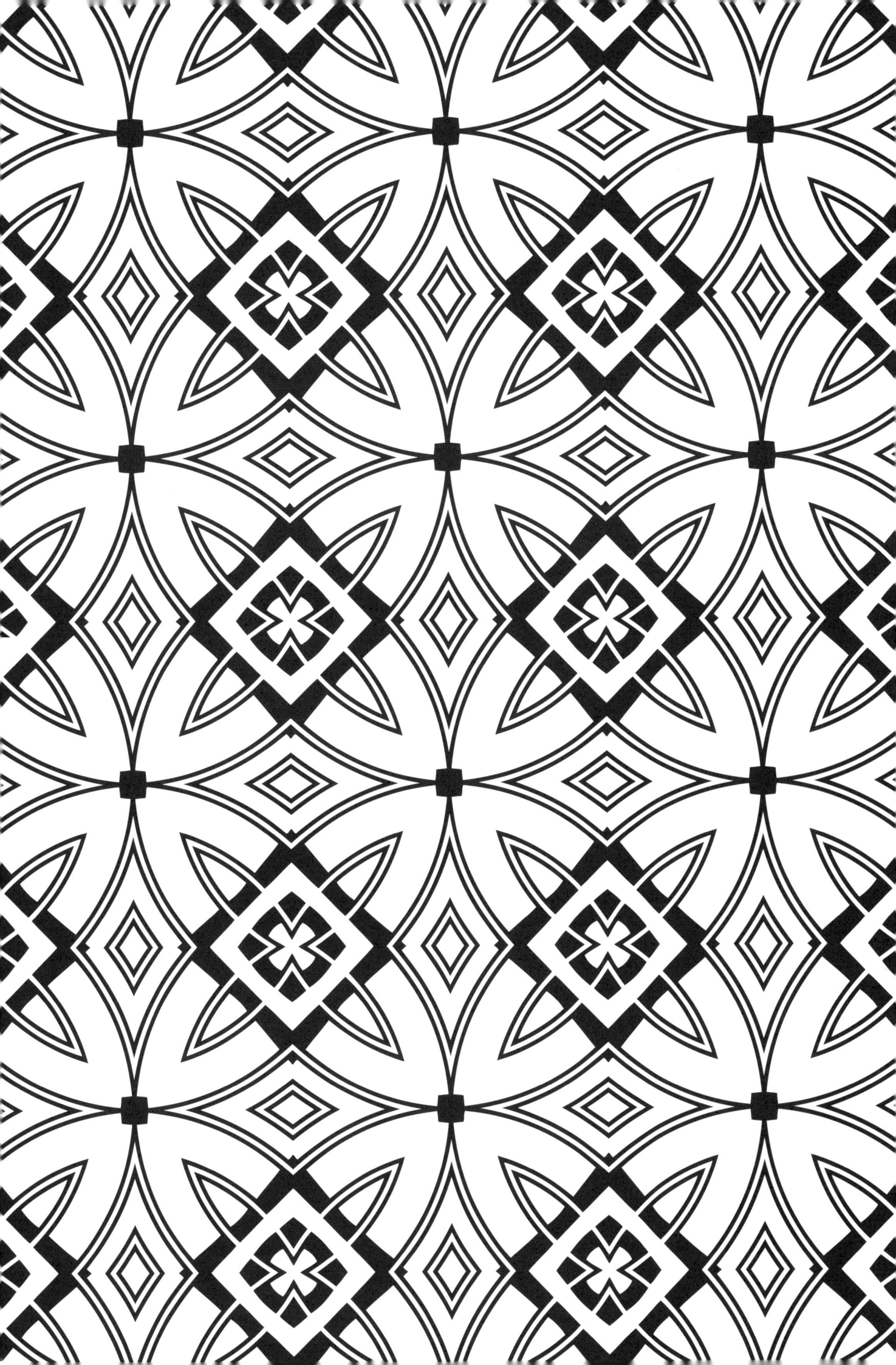

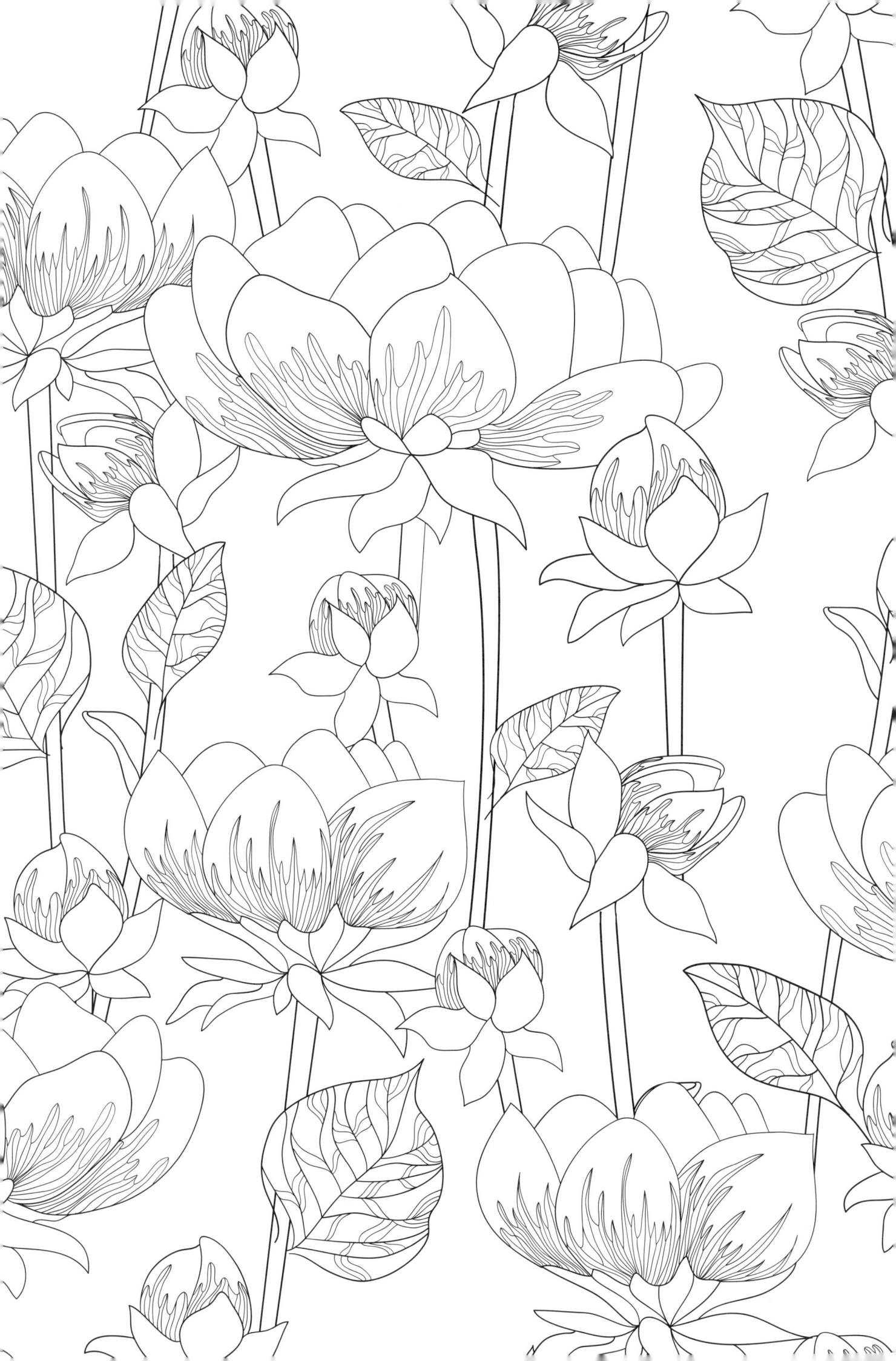

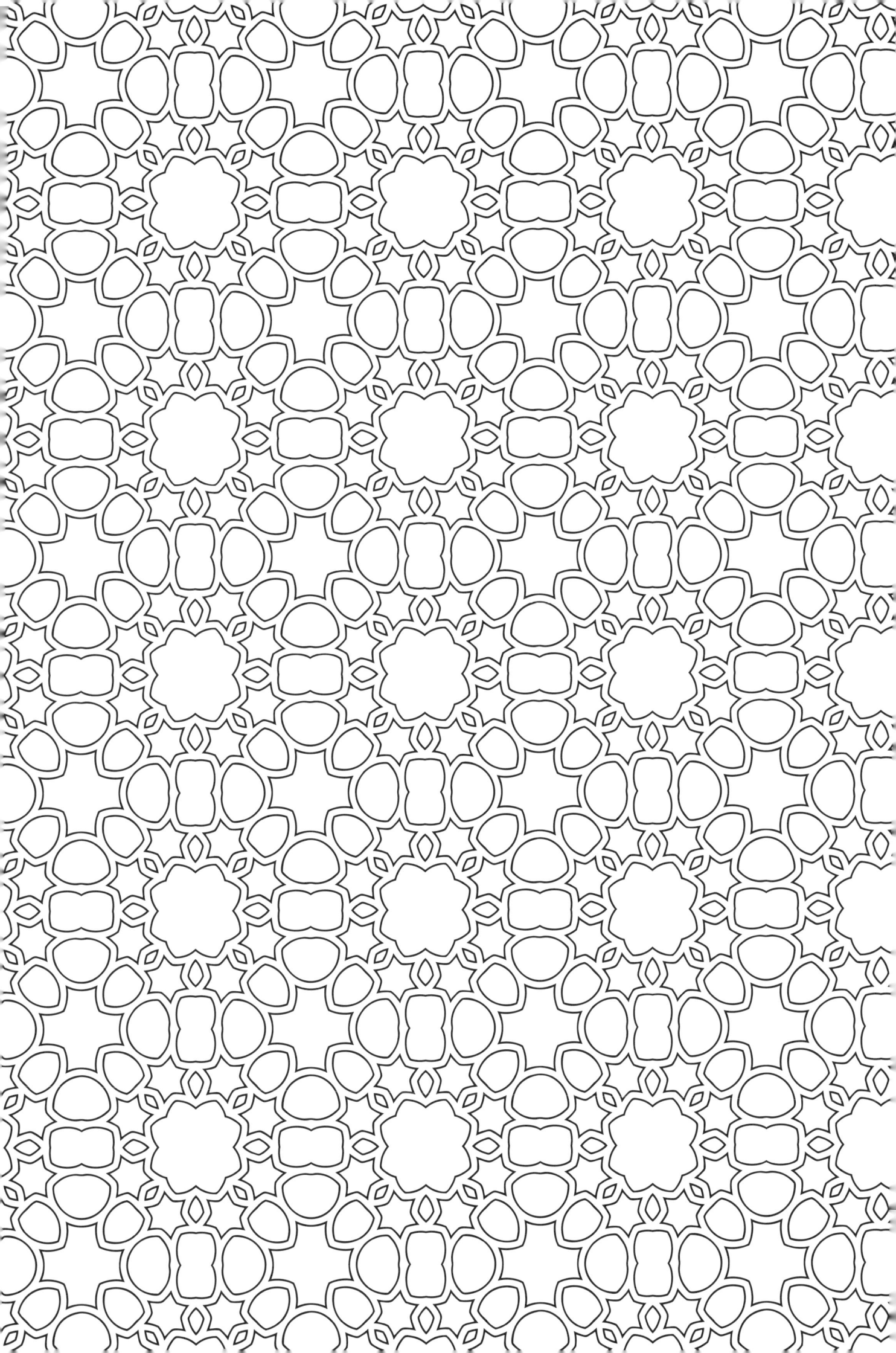

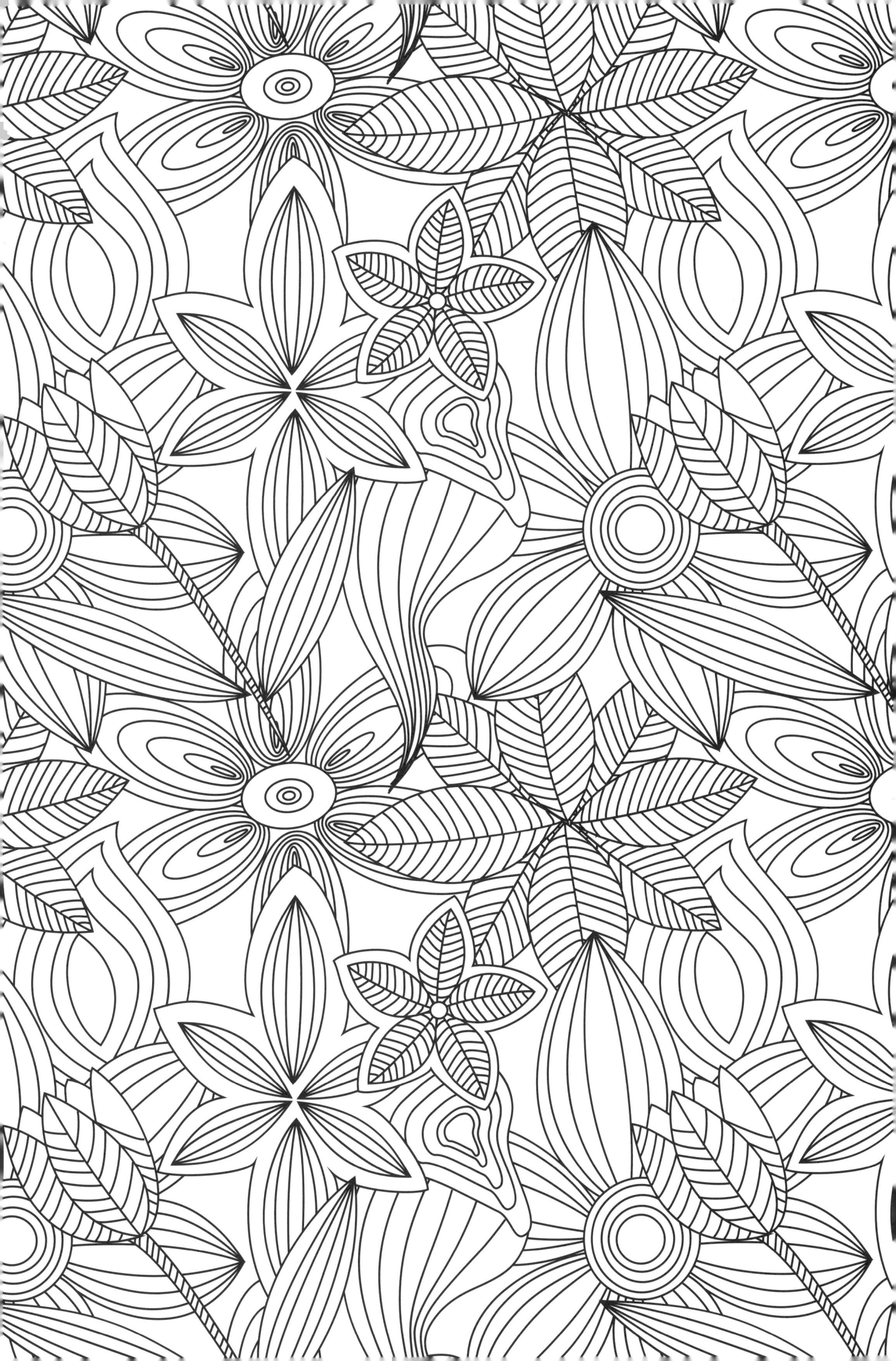

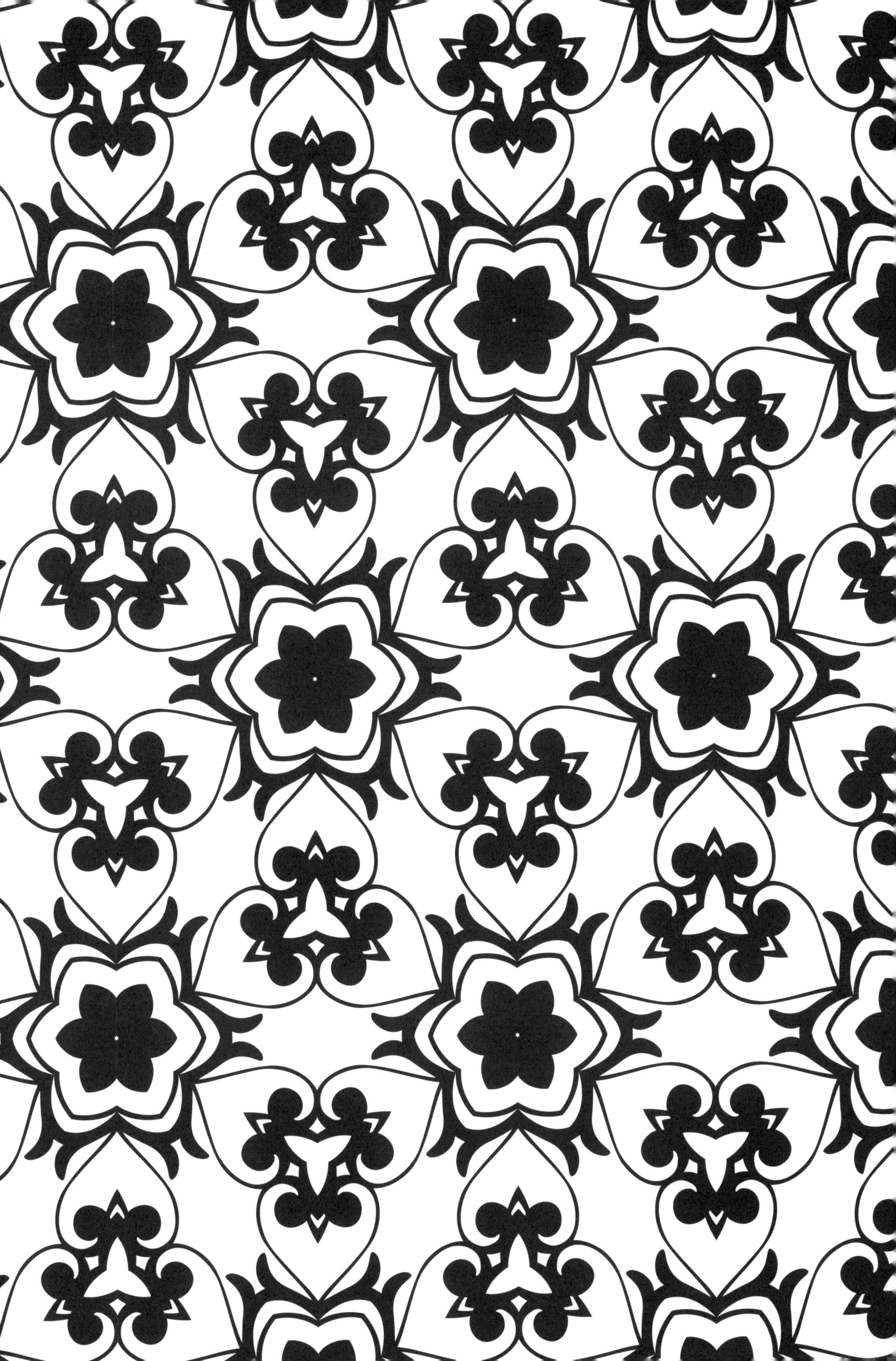

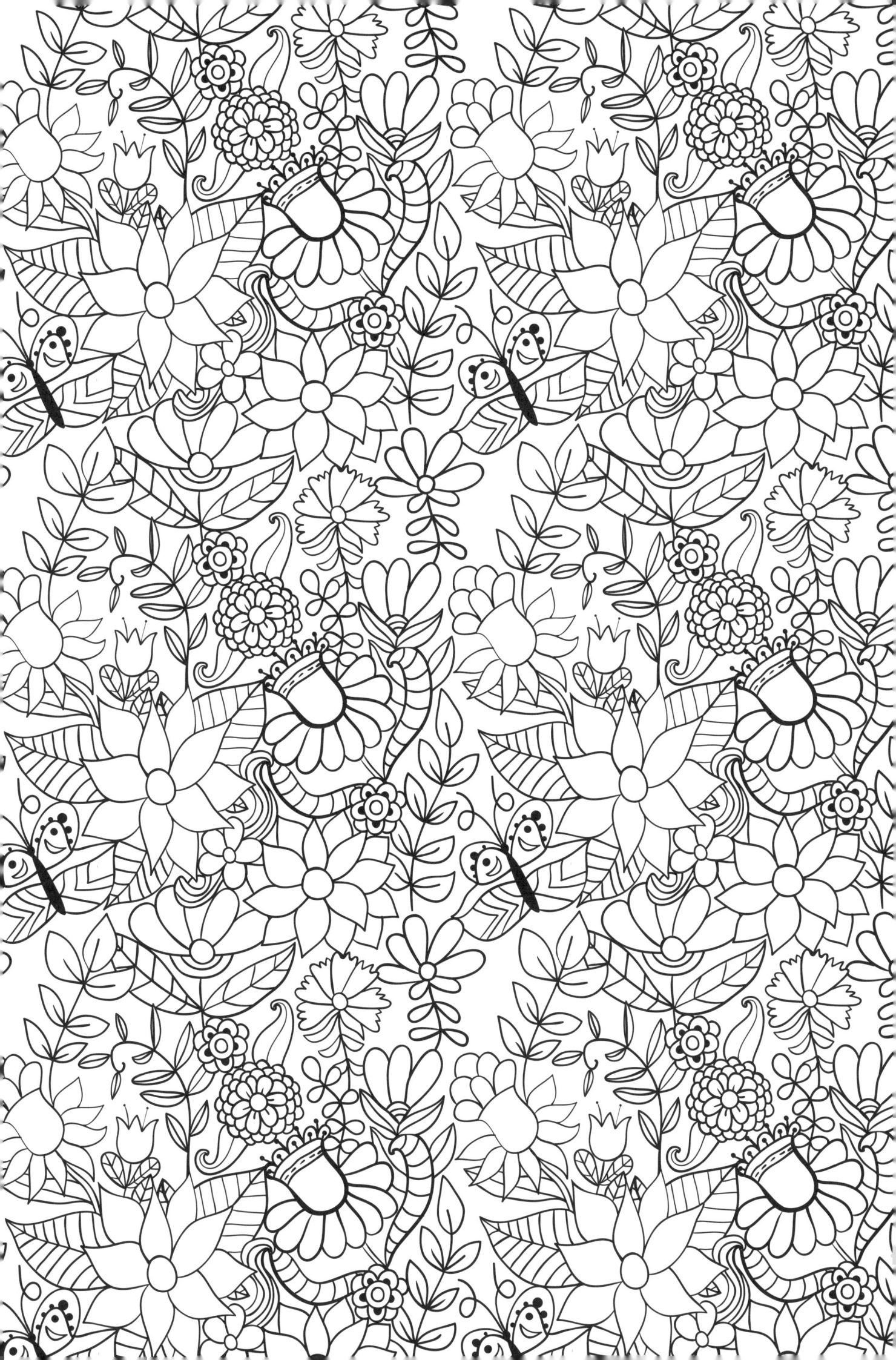

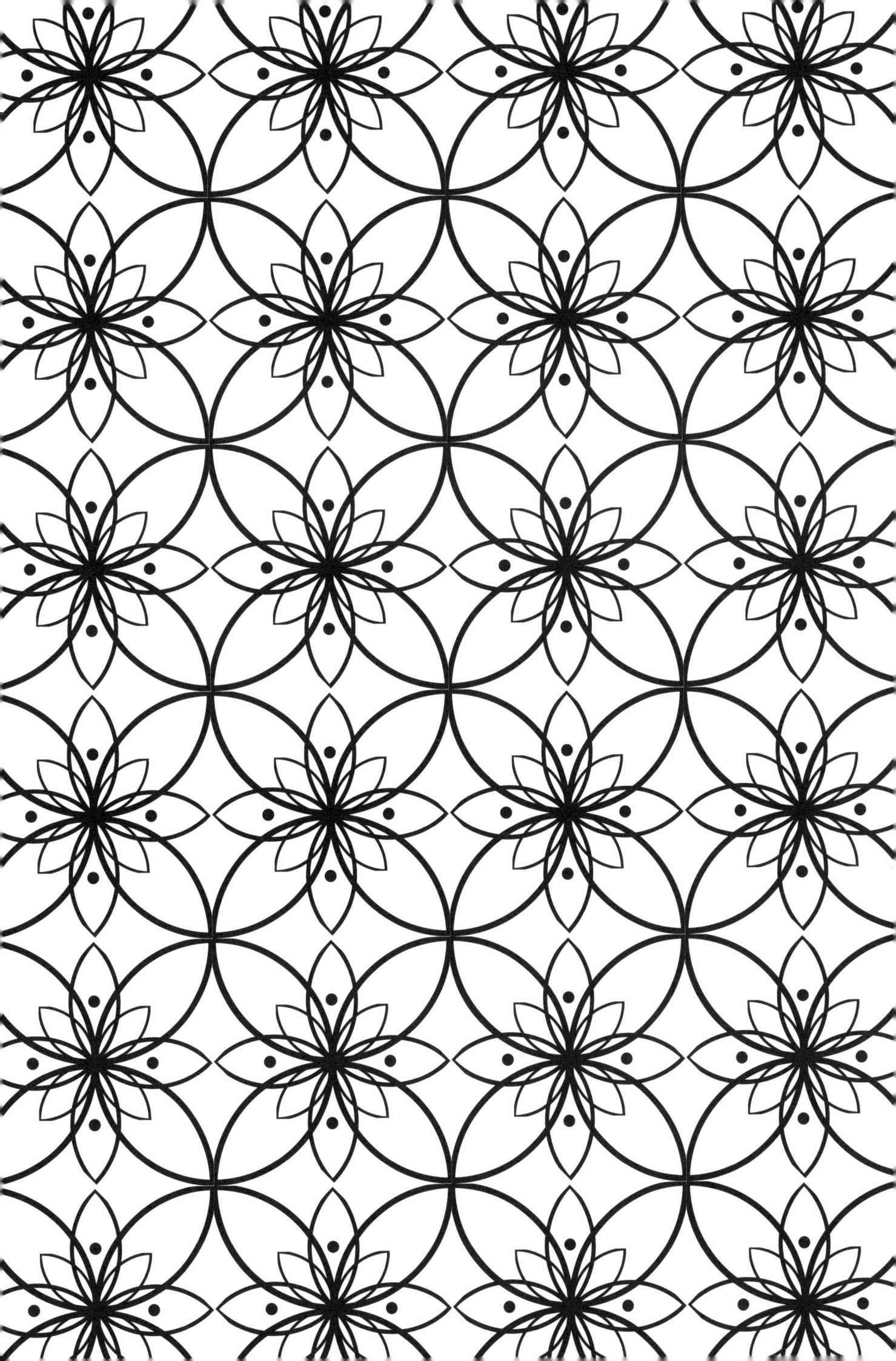

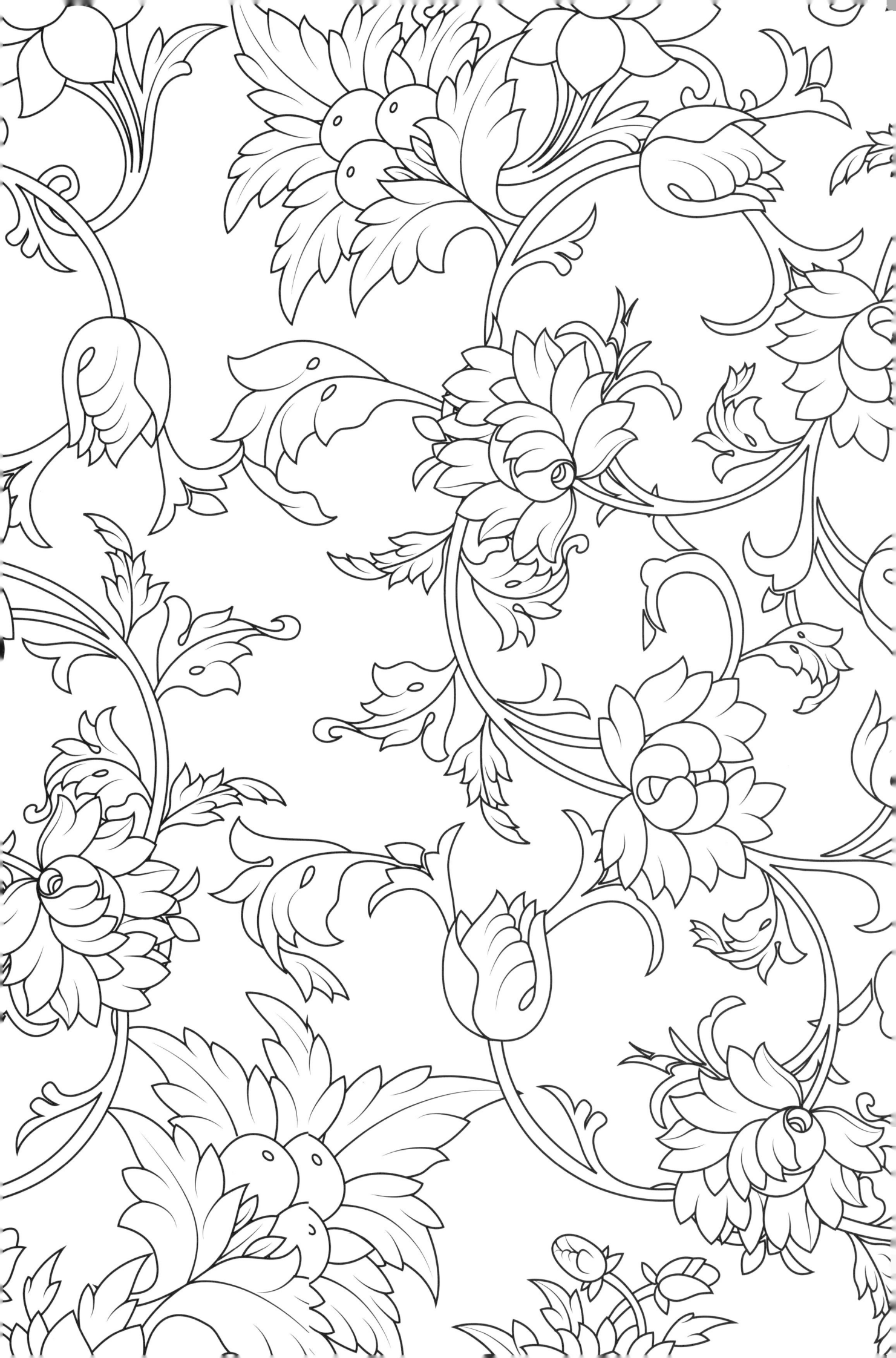

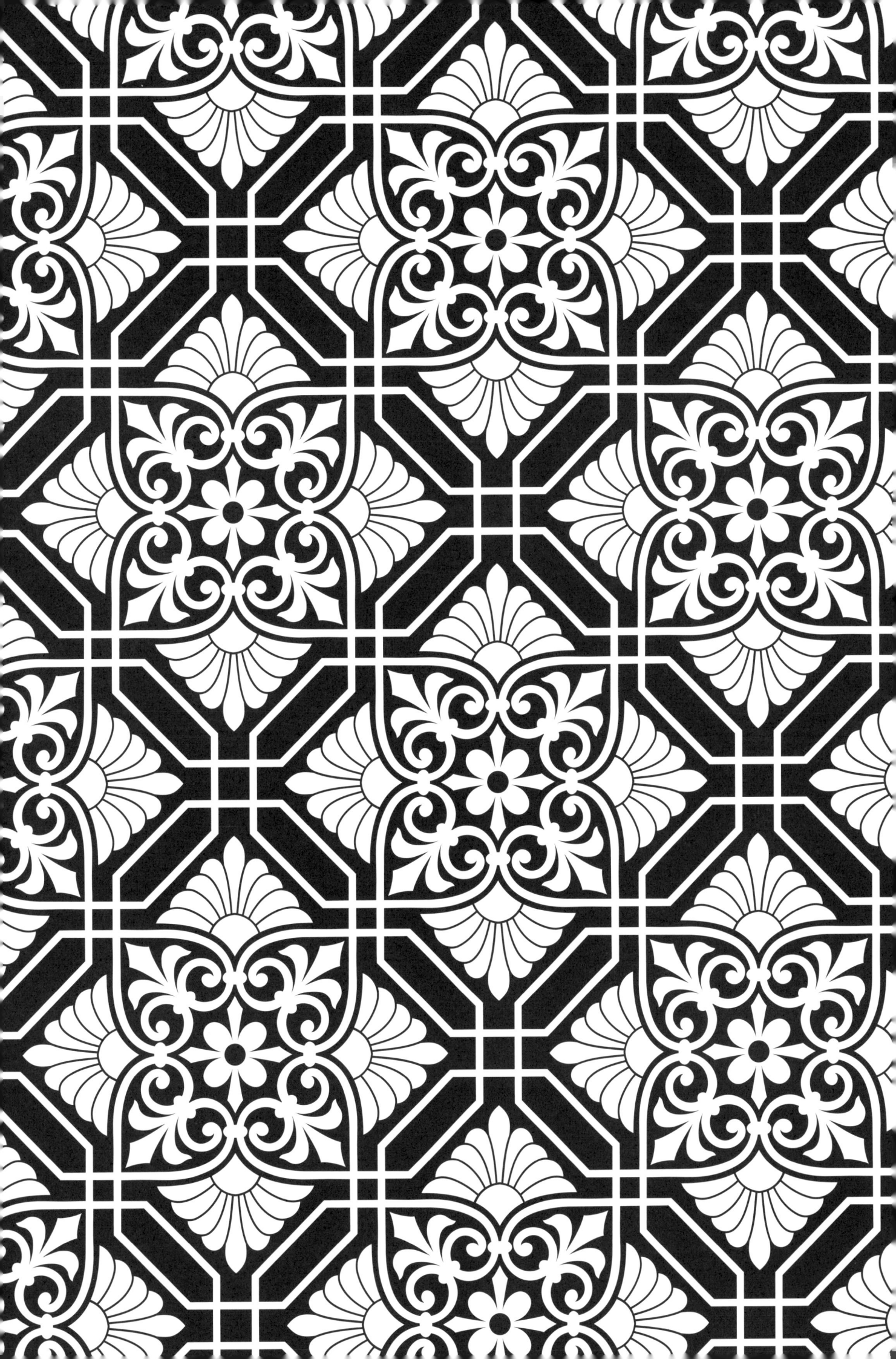

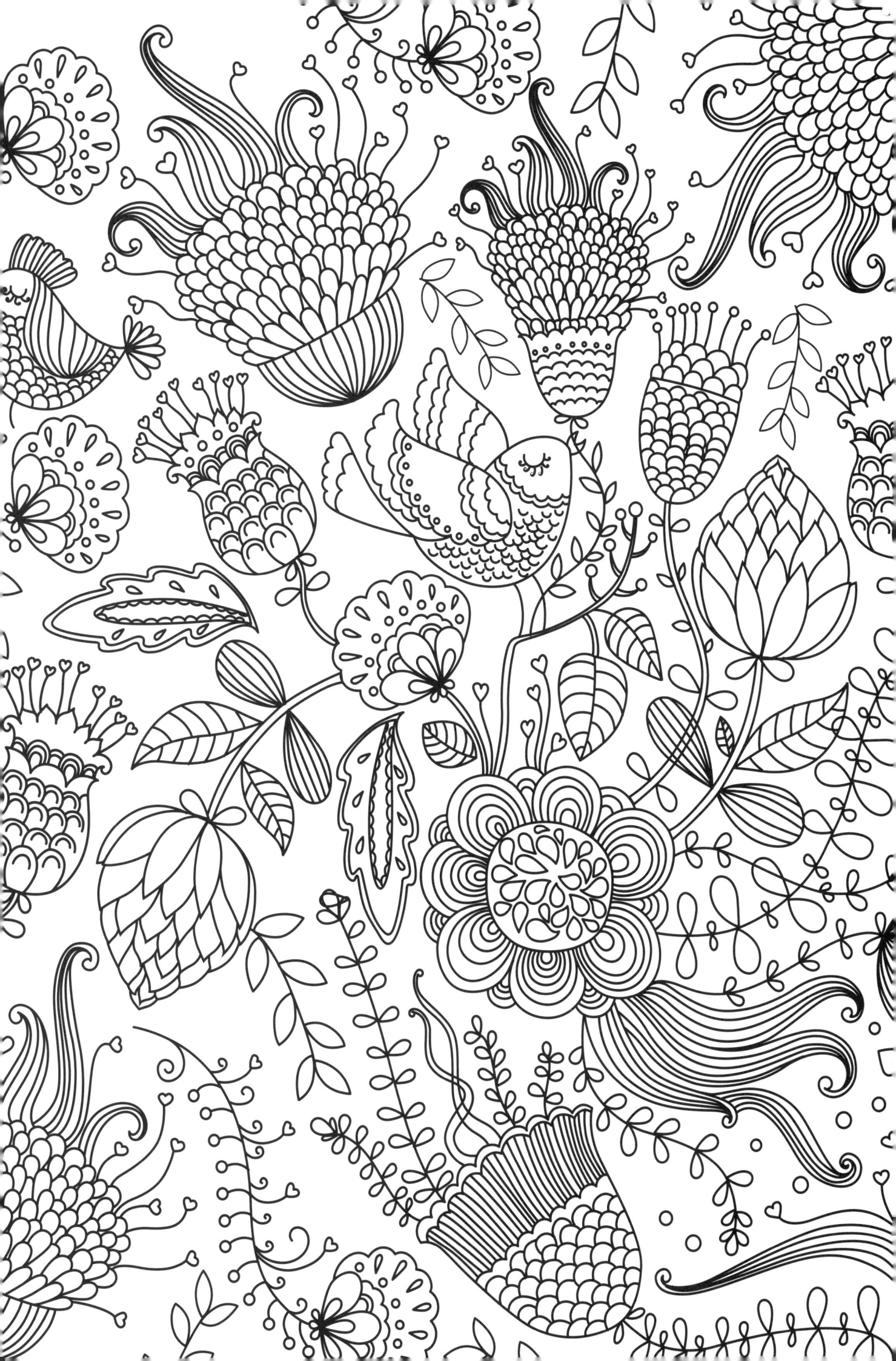

精神科リハビリテーションとぬりえの可能性
岐阜大学保健管理センター准教授　西尾彰泰

　本書は、2012年に、イギリスのMichael O'Mara Books Limited社より出版された『CREATIVE COLOURING FOR GROWN-UPS』から、一部の図柄を選んで再編集したものである。

　私が、本書と出会ったのは、『Art-thérapie:100 coloriages anti-stress』（アートセラピー：アンチストレー100のぬりえ）として出版されたフランス語版（Hachette社刊）においてである。というのは、私は、フランスの大学院にかつて在籍していた関係で、有用と思われるフランス語の本を日常的に探していたからである。これまで、精神分析の本を中心に翻訳していたのだが、2011年に、岐阜大学保健管理センターに赴任したことで、精神科治療よりも、精神保健システムの整備など、精神疾患に総合的に関わることが業務となった。そして、精神保健全体からみると、医師らの精神科リハビリテーション部門への関心が薄いことがわかった。例えば、ある作業療法士によれば、ぬりえは、精神科病棟でよく実施される作業療法だが、人気がなく参加率も低いらしい。なぜなら、病院でぬりえとして使われている図柄は、子供向けのものか、名画をモチーフとしたもののどちらかであり、いずれも線が少なく、塗ることに面白味がないと言うのである。自分に当てはめて考えれば、子供向けのぬりえはもちろん、名画をモチーフとしたぬりえも、色彩感覚にとくべつ恵まれているのでなければ、作業としての面白さは少ないかもしれない。

　このように、医療の現場では、ぬりえの有効性や、やりがいなど、考察されることもなく用いられているのが現状である。では、どのようなぬりえが良いのだろうか？　おそらく、図柄がほどほどに細かく、適度に抽象的なものが良いだろう。図柄に意味が豊富なものは作業への集中を阻害するかもしれない。また、達成感が得られ、集中力が持続できる時間を考えれば、1枚のぬりえを完成させるのに1時間半程度かかるものが理想であろう。ちょうど、写経のようなイメージであろうか。それならば、一般のストレスを抱える人にも効果があるかもしれない……。

　本書と出会ったのは、まさに、このようなことを考えていた時であった。私は、すぐに本書を取り寄せ、届いた当日に企画書を出していた。しかし、このような美本を扱うことができる出版社を見つけることは簡単なことではなかった。また、フランス語版では「アンチストレス」効果を謳っているが、どこにもその根拠が示されていない。そこで、岐阜大学の同僚である伊藤宗親先生に相談したところ、非常に興味を持っていただき、ぬりえが不安症状を減退させることを明らかにしてくださった。

　したがって、本書を世に出すことができたのは、本書の出版を快諾してくださった美術出版社様と、伊藤先生のご尽力によるもので、私は、ほんのきっかけを作ったに過ぎない。ご両者には、心からお礼を申し上げる。

　本書は、本邦初のセラピー効果を意識して作られたぬりえである。今後は、このぬりえを実際に医療や福祉の現場、あるいは、一般のストレスを抱える人に用いてエビデンスを積み重ねたいと考えている。そして、本書が精神科リハビリテーションの分野への関心を呼び起こし、この分野がもっと発展することを望んでいる。

ストレス、不安に対する効果検証

岐阜大学総合情報メディアセンター　伊藤宗親

　本書の翻訳出版についてのお話を岐阜大学の西尾彰泰先生から最初に伺った時、フランス語版の「アンチ・ストレス」というタイトルは語気が強い、と感じた。ストレスと闘う、というイメージを連想したためである。闘うこととぬりえとはマッチしないなという印象であった。もっとも、フランス語の「anti」には「予防」という意味合いもあり、そのような意味では違和感はない。本書を手にされた読者の皆さんはどのような印象をお持ちになったであろうか。

　さて、出版の話が進む中で話題になったのは、大人向けのぬりえはすでに多数あるが、本当にストレスや不安といった心を和らげる効果があるということを検証しているのだろうか、ということであった。本書のフランス語版原書にもその記載はなく、もし日本語版を出版するのであればそのことを確認したいと申し出ると、西尾先生はその提案に賛同して下さり、実証研究を行うこととなったのである。概要は右ページの通り。

　予想に反して、ワイワイと塗っていくというよりも、皆、黙々と作業に取り組んでいた。おそらく彼らにとってもこのようなことをするのは幼稚園以来のことだったのではないだろうか。作業を眺めていると個性が感じられる。淡いタッチで塗る学生、ゴシゴシという感じで塗る学生、描線に沿ってキレイに塗っている隣で、線などを無視して自由に彩色している人など実にさまざまであった。色遣いに至っては本当に千差万別であった。

　作品自体は持ち帰ってよいと学生に告げ、不安調査を回収した後にデータの分析作業に入った。結果は、ぬりえ実施前の不安の平均得点が45.04点、実施後の得点が38.64点であった。つまり、6.40点下がったことになる。この差は、統計的分析によって、偶然に起こる確率以上の差、つまり何らかの意味ある差だと判断できる数値であった。今回の場合、実施前と実施後で異なっているのは、ぬりえを行ったかどうかだけなので、この数値の差はぬりえによって生じたと論理的に結論づけることが出来る。つまり、「ぬりえをすると不安が下がる」ということが明らかになったといえるのである。

　2つの調査の間に課題を挟んでその効果を検証するといった同じ方法で、不安が下がるかどうかを検証した研究は他にも散見される。医療場面で用いられるリラクセーション法を行った前後で約9点下がったという報告や、その方法と運動をミックスさせた場合に約7点下がったといった報告などである。それぞれの報告は対象者も課題に従事している時間も異なるので、一概に比較は出来ない。しかし、こうした専門的な治療ほどではないにせよ、今回の結果はそれらに準じる結果であると判断してもよいであろう。しかも、コストを考えると、誰にでもひとりで簡単に行えること、などメリットのほうが多いように思われる。

　経験的に、体を動かすことでも不安は下がると思われるが、運動できる状況でなかったり、体が不自由である場合、運動などは不適といえる。

　思い返すと、落ち着かない時などにノートの端に落書きをしたり、意味もなく鉛筆を動かしたりする人を見かけることがある。それもひとつの不安解消の行動なのであろう。しかし、ぬりえには、描くという要素に加えて、さまざまな色彩を用いるという特徴が認められる。色彩は感情と密接な関連があると言われており、色彩＝感情を表現するという意味でも心の安定にはよい作業なのだといえよう。冒頭に「予防」ということを取り上げたが、「心が疲れているからぬりえをしよう」というだけではなく、ちょっとした時間に、それこそ手すさび程度に、途中までであってもぬりえを行うことが心の健康を維持する秘訣なのかもしれない。皆さんの心の健康維持に本書が少しでもお役に立てれば幸甚である。

　なお、本研究の詳細については、論文「伊藤宗親・西尾彰泰・北川裕美・佐々木恵理 (2013) ぬり絵によって不安は低減するのか?」を参照されたい。

＊文献
伊藤宗親・西尾彰泰・北川裕美・佐々木恵理 (2013) ぬり絵によって不安は低減するのか?　岐阜大学カリキュラム開発研究, 30(1), 62-65.

実証研究の方法

▶調査方法

STAIという不安測定の調査をぬりえの前後で実施する（特性不安のみ）。STAIとは、State-Trait Anxiety Inventory の略。今回はTraitのみを使用。

▶調査協力者の人数

大学生80名（講義の中で協力を依頼し、同意した者）

▶実施方法

❶ ぬりえ2種類のデザイン（下図）から好きなほうを選ぶ

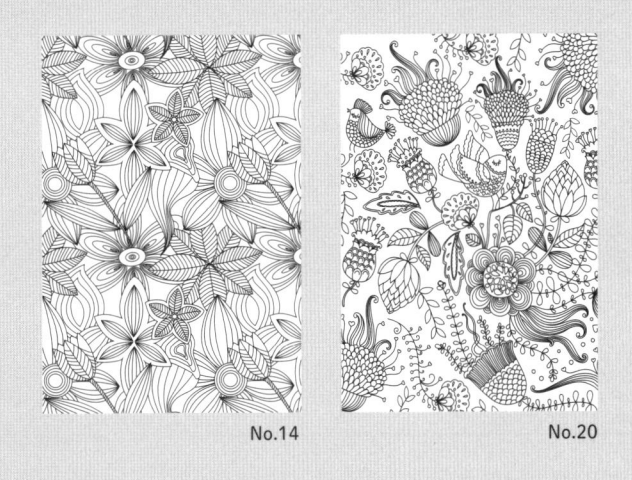

No.14　　　　No.20

❷ クレヨン、色鉛筆いずれか好きなほうを選ぶ
❸ 不安調査を実施する
❹ クレヨン、色鉛筆いずれかで自由に彩色する（約30分間）
❺ 不安調査を再び実施する

▶ぬりえ実施前、実施後の不安得点の変化

実施前 ➡ 45.04点
実施後 ➡ 38.64点
（その差：マイナス6.40点）

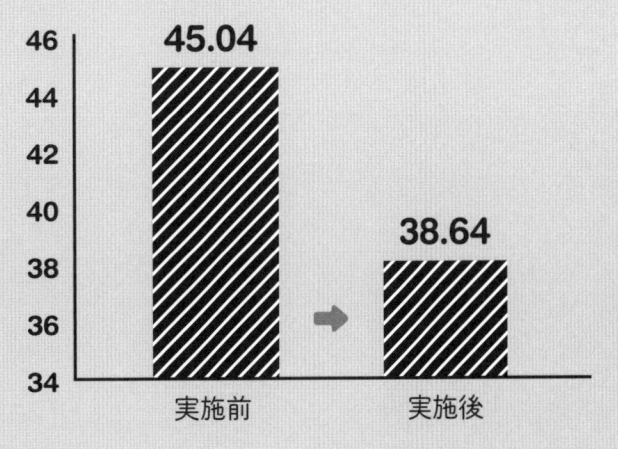

ぬりえによる不安得点の変化

【監修者】

西尾彰泰（にしお・あきひろ）

1972年生まれ。1997年愛媛大学医学部卒業。2000年エクス・マルセイユ第二大学にて臨床研修医として勤務。2001年パリ第七大学精神分析学部博士課程に入学。2003年より岐阜大学附属病院、松蔭病院などを経て現在、岐阜大学保健管理センター准教授。主な著訳書に『精神医学キーワード事典』（共著、中山書店）、『精神科・わたしの診療手順』（共著、アークメディア）、G・カリガリス『妄想はなぜ必要か　ラカン派の精神病理臨床』（共訳、岩波書店）、P=L・アスン『フェティシズム』（共訳、白水社文庫クセジュ）、G・ボネ『性倒錯』（共訳、白水社文庫クセジュ）、M=F・バッケ、M・アヌス『喪の悲しみ』（白水社文庫クセジュ）、P=L・アスン『ラカン』（単訳、白水社文庫クセジュ）など。

伊藤宗親（いとう・むねちか）

1967年生まれ。1995年筑波大学心理学研究科満期退学。専門は臨床心理学。病院臨床、学生相談、スクールカウンセラーなどを経験。臨床心理士。現在、岐阜大学総合情報メディアセンター准教授。主な著訳書に『APA心理学大辞典』（共訳、培風館）、『心理臨床大事典　改訂版』（共著、培風館）、『新版　精神分析事典』（共訳、弘文堂）、小野寺孝義・小川俊樹・磯崎三喜年編『心理学概論－学びと知のイノベーション』（共著、ナカニシヤ出版）、小川俊樹編『現代のエスプリ　投影法の現在』（共著、至文堂）など。

アンチストレスぬりえ
CREATIVE COLOURING
ANTI-STRESS

2014年4月20日　第1刷

日本語版監修
西尾彰泰（岐阜大学 保健管理センター准教授）
伊藤宗親（岐阜大学 総合情報メディアセンター准教授）

編集
保田美樹子、諏訪美香（美術出版社）

アートディレクション
宮外麻周（m-nina）

印刷・製本
千代田プリントメディア

発行人
大下健太郎

発行
株式会社美術出版社

〒102-8026
東京都千代田区五番町4-5
五番町コスモビル2階
電話：03-3234-2153（営業）　03-3234-2173（編集）
振替：00150-9-166700
http://www.bijutsu.co.jp/bss

ISBN978-4-568-50564-1 C2071
© BIJUTSU SHUPPAN-SHA 2014
Printed in Japan

乱丁・落丁の本がございましたら、小社宛にお送りください。
送料当社負担でお取り替えいたします。
本書の全部または一部を無断で複写複製（コピー）
することは、著作権法上での例外を除き、禁じられています。